COCINA NUTRACEÚTICA

Alimentos que mejoran la salud

Recetas y alimentación para el paciente hipertenso

Victor Hugo Tirado

Año 2023

Querido lector

Este libro está dirigido para todas aquellas personas que padecen de hipertensión y desean mejorar su salud a partir de las propiedades de los alimentos.

No se trata solo de hacer recetas bajas en sales, sino de que la alimentación cubra sus requerimientos nutricionales y la interacción de estos alimentos constituya un complemento terapéutico.

Es decir, si bien ninguna de las recetas que se presentan puede sustituir el tratamiento farmacológico, si lo pueden ayudar a mantener un mejor control de su presión arterial y por ende evitar en gran medida complicaciones derivadas de la enfermedad.

En las siguientes paginas además de recetas saludables, podrá usted encontrar y consultar las propiedades farmacológicas de cada uno de los ingredientes que utilizamos y porque estos son importantes en su dieta.

Si me lo permite, seré un acompañante más en este duro proceso de convivir diariamente con una enfermedad crónica como lo es la Hipertensión.

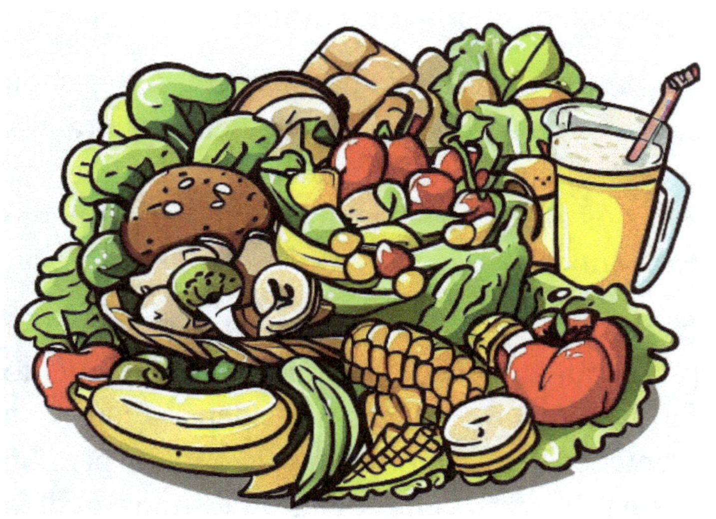

¿Qué es la Nutraceútica?

La nutraceútica es un término que combina los conceptos de "nutrición" y "farmacéutica". Se refiere al uso de alimentos o suplementos dietéticos para mejorar la salud y prevenir enfermedades.

La nutraceútica se enfoca en la investigación, desarrollo y comercialización de productos alimentarios o suplementos que proporcionan beneficios para la salud más allá de la nutrición básica, como la prevención o el tratamiento de enfermedades crónicas como la obesidad, la diabetes, la hipertensión y el cáncer.

Los alimentos nutraceúticos se basan en ingredientes naturales como vitaminas, minerales, hierbas, aminoácidos, ácidos grasos esenciales, probióticos y otros nutrientes, que han demostrado tener efectos terapéuticos en estudios científicos.

La nutraceútica es un campo en constante evolución, y se espera que tenga un papel importante en la prevención y tratamiento de enfermedades crónicas en el futuro.

¿Qué es la Hipertensión arterial?

La hipertensión arterial, también conocida como presión arterial alta, es una condición médica en la que la presión arterial de una persona es persistentemente elevada por encima de los valores normales. La presión arterial es la fuerza con la que el corazón bombea la sangre hacia las arterias, y se mide en dos números: la presión sistólica (la presión en las arterias cuando el corazón late) y la presión diastólica (la presión en las arterias cuando el corazón está en reposo).

La hipertensión arterial es una de las condiciones de salud más comunes en todo el mundo y puede ser causada por diversos factores, incluyendo la edad, la obesidad, la falta de actividad física, el consumo excesivo de sal, el consumo excesivo de alcohol, el tabaquismo y la predisposición genética.

La hipertensión arterial puede causar daño en diferentes partes del cuerpo, como el corazón, los vasos sanguíneos, los riñones, el cerebro y los ojos. Si no se trata, puede aumentar el riesgo de enfermedad cardiovascular, accidente cerebrovascular, enfermedad renal crónica y otras complicaciones de salud graves.

El tratamiento de la hipertensión arterial puede incluir cambios en el estilo de vida, como una dieta saludable, ejercicio regular, reducción del consumo de alcohol y dejar de fumar, así como medicamentos recetados por un médico para reducir la presión arterial. Es importante controlar regularmente la presión arterial para detectar y tratar la hipertensión arterial en una etapa temprana.

Otros conceptos importantes

Alimento: Un alimento se define como cualquier sustancia que se consume para proporcionar al cuerpo los nutrientes y la energía necesarios para mantener la vida, el crecimiento y la reparación de los tejidos. Los alimentos pueden ser de origen vegetal o animal y se pueden comer crudos o cocidos.

Medicamento: Un medicamento se define como cualquier sustancia o combinación de sustancias utilizadas para prevenir, tratar o curar una enfermedad o aliviar los síntomas de la misma. Los medicamentos pueden ser sintéticos o naturales, y se pueden administrar en diferentes formas, como pastillas, cápsulas, inyecciones, cremas, parches y líquidos.

Tratamiento: El tratamiento se refiere a cualquier intervención o procedimiento médico o terapéutico diseñado para prevenir, curar o aliviar los síntomas de una enfermedad o condición de salud. El tratamiento puede incluir medicamentos, terapias físicas o rehabilitación, cirugía, radioterapia, quimioterapia, terapias alternativas, entre otros.

Terapia: La terapia se refiere a cualquier tratamiento o intervención diseñada para mejorar la salud mental, emocional o física de una persona, a menudo utilizando técnicas psicológicas, conductuales o físicas. La terapia puede ser proporcionada por un profesional de la salud mental, como un psicólogo, psiquiatra, terapeuta ocupacional, fisioterapeuta, entre otros.

Descargo de responsabilidad.

Aunque este libro se realiza con el conocimiento farmacéutico debido y con fuentes de información fidedignas, es importante puntualizar que bajo ninguna circunstancia las recetas proporcionadas constituyen un reemplazo de la terapia farmacológica y más bien pueden considerarse como un complemento de la misma.

Asi mismo es responsabilidad del paciente considerar que en caso de ser alérgico a algunos de los ingredientes que se utilizan dentro de este recetario deberá abstenerse de usarlos.

De cualquier manera, se recomienda consultar con el médico tratante ante cualquier sospecha de reacción adversa derivada de la interacción fármaco-alimento.

Debido a que cada organismo tiene una reacción diferente el autor de este libro no puede brindar una garantía de la forma en la que los alimentos interaccionan para todas las personas. la información que se proporciona se basa exclusivamente en la revisión de literatura proveniente de diferentes fuentes confiables y autorizadas.

Por lo tanto, es imprescindible el acompañamiento medico en cada etapa del proceso de la enfermedad asi como reportar cualquier cuestión relacionada con la salud.

Ate de Zanahoria.

Ingredientes

150g de chayote sin espina (1 pieza)

¼ kg de Zanahoria

50g de Almendras

50g de Nuez

Una barra pequeña de Canela

20g de Grenetina

2 litros de Agua

¼ kg de Miel.

Preparación.

1.- Lavar y pelar la zanahoria y el chayote sin espina.

2.- En un recipiente de 2 L colocar la zanahoria, los chayotes, la canela y adicionar 1.5 L de agua, hervir durante 20 minutos.

3.- Una vez cocido licuar la zanahoria junto con el chayote con 250 ml (1 taza) de agua.

4.- Moler la almendra y la nuez en la licuadora hasta conseguir un polvo fino, si es posible tamizarla utilizando una maya para quitar los trozos grandes y dejar solamente el polvo.

5.- En un recipiente de aluminio (1 L) mezclar el zumo de los vegetales junto con la nuez y almendra, mezclar perfectamente.

6.- Calentar a fuego lento media taza de agua y adicionar la grenetina, mover hasta disolver completamente.

7.- Calentar la mezcla del paso no 5 a fuego lento y adicionar la grenetina, agitando constantemente.

8.- Posteriormente adicionar la miel de abeja y homogenizar perfectamente.

9.- Cuando la mezcla comience a tener una consistencia un poco más sólida, colocar la mezcla en moldes de plástico pequeños si lo desea pueden ser moldes con figurita.

10.- Colocar los recipientes en un baño de hielo hasta obtener una consistencia solida característica del ate.

11.- Retirar el dulce de los moldes y envolverlos en papel celofán.

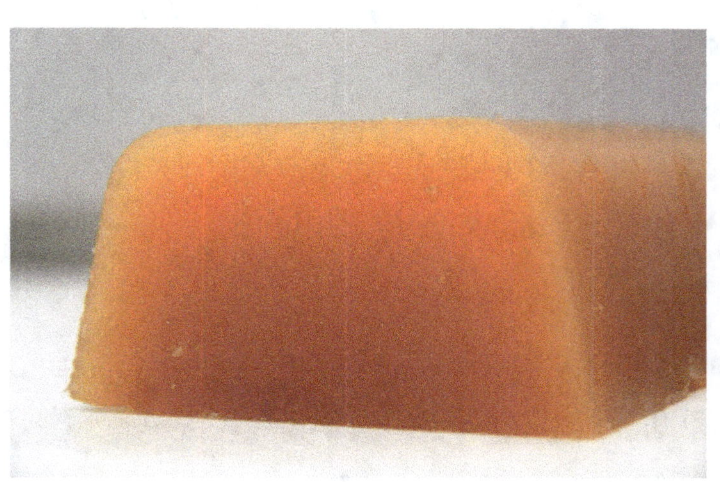

Flan de nuez

½ taza de azúcar.

1 ½ taza g de leche condensada.

2 tazas de leche evaporada.

5 huevos.

200g de nuez.

100g de ruda (hojas y tallo).

Preparación

1.- Calentar el azúcar en una flanera hasta que se disuelva y tome color caramelo; ladeando para cubrir bien las paredes, dejar enfriar.

2.- Licuar la leche condensada con la leche evaporada y el resto de los ingredientes, incluyendo la nuez. Vaciar a la flanera y tapar con papel aluminio oprimiendo las orillas.

3.- Cocer sobre la estufa a baño maría durante 1 hora.

4.- Dejar enfriar a temperatura ambiente y vaciar del molde.

5.- una vez enfriado puede servirlo o refrigerarlo.

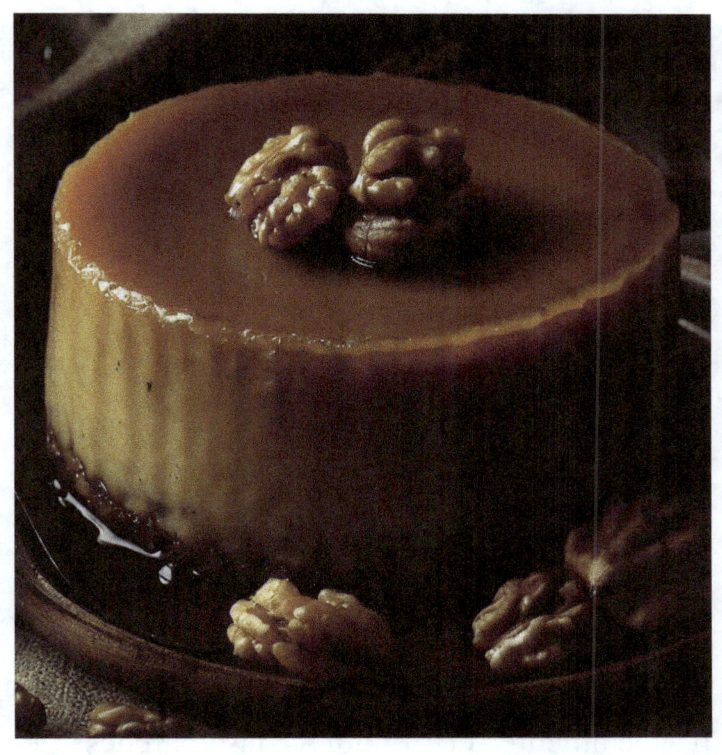

Helado de aguacate

Ingredientes

1 litro de Leche pasteurizada de vaca

½ kg de Aguacate

25 gramos de Azúcar refinada

Preparación

1.- Coloque el aguacate previamente pelado y sin hueso en la licuadora.

3. Añada la leche y el azúcar en la licuadora.

4. licue durante 1 a 2 minutos.

5. coloque el licuado en un recipiente de acero inoxidable con tapa perfectamente limpio

6. introduzca el recipiente en una cubeta que contenga una mezcla refrigerante hecha con hielo y sal de cocina de tal forma que cubra perfectamente el fondo y las paredes del recipiente.

7. gire el recipiente de forma rápida dentro de la cubeta de hielo durante un tiempo de 45 min a 1 h. aproximadamente.

8. Si no se sirve al momento, se debe conservar en recipientes de plástico con tapa, dentro del congelador.

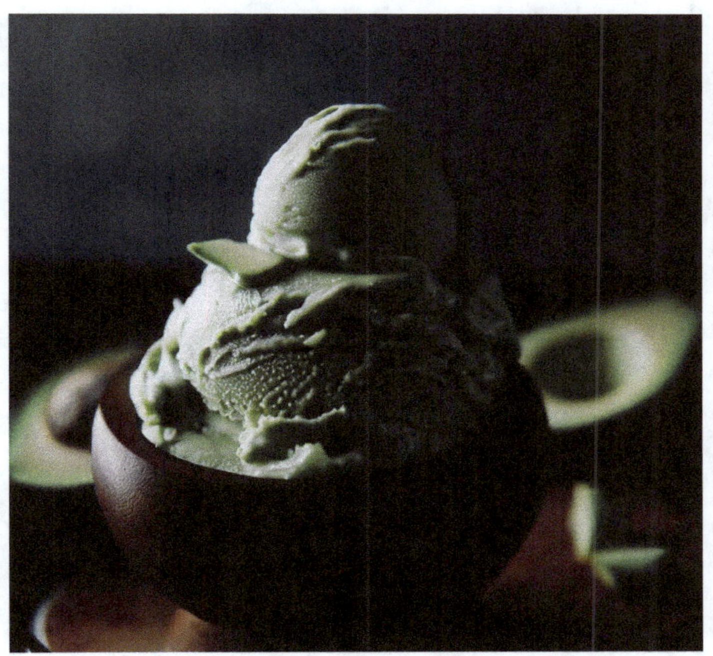

Jitomates rellenos de atún.

Ingredientes.

4 tazas de arroz cocido.

1 lata de atún en agua.

½ pepino.

½ taza de rábano.

2 tazas de lechuga.

6 jitomates

100g. de mayonesa

1.- Pique finamente el rábano y el pepino.

2.- Mezcle el pepino, rábano, atún, mayonesa y arroz.

3.- Parta los jitomates a la mitad y retire las semillas.

4.- Rellene con la mezcla anterior.

5.- si lo desea puede complementar el platillo con hojas de lechuga.

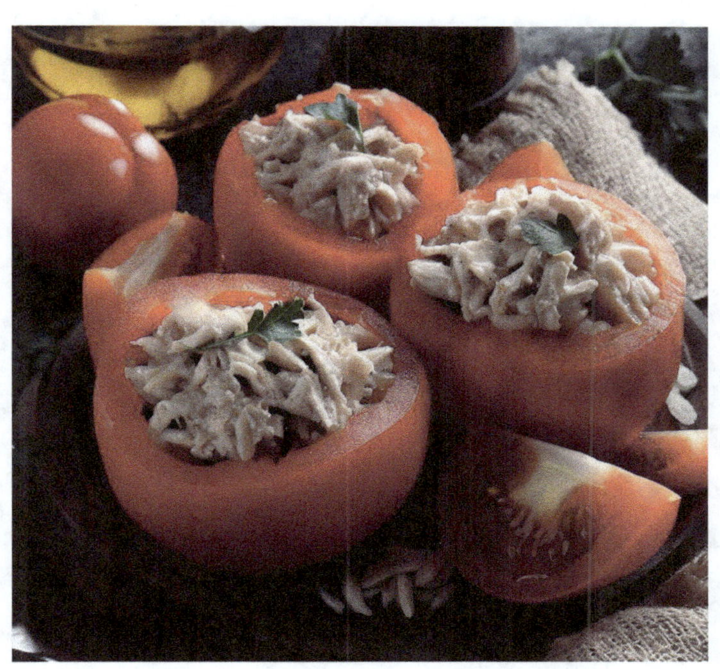

Champiñones rellenos de zanahoria

Ingredientes

24 champiñones grandes

1 cucharada de aceite de oliva

½ cebolla finamente picada

2 dientes de ajo finamente picado

1 zanahoria finamente picada

1 pimiento rojo finamente picado

½ taza de caldo de pollo desgrasado

½ cucharada de orégano seco

2 cucharadas de perejil picado

Chile chipotle en lata

Preparación

1.- Ponga a hervir los sombreretes de los champiñones (si desea darle mejor sabor añada una rodaja de cebolla) hasta que estén bien cocidos, escúrralos y déjelos secar.

2.- En un sartén caliente aceite a fuego medio y saltee la cebolla y el ajo durante 5 min.

3.- Agregue al sartén las zanahorias y el pimiento y deje al fuego durante 4 min.

4.- Añada el caldo de pollo y el orégano, después deberá continuar al fuego hasta que las zanahorias queden bien cocidas.

5.- Una vez que se hayan cocido las zanahorias retire del fuego, elimine el caldo sobrante con un colador, añada entonces el perejil picado y mezcle perfectamente.

6.- Licue el chile chipotle con el mínimo de agua posible.

7.- Unte el chile chipotle a los sombreretes de los champiñones y rellénelos con la mezcla de zanahoria.

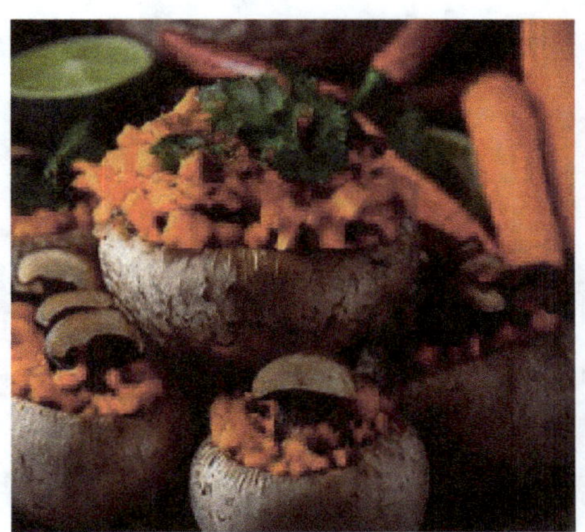

Sección 2

Ingredientes y sus propiedades anti-hipertensivas

Zanahoria y sus propiedades.

La zanahoria es una hortaliza rica en nutrientes y antioxidantes que puede ser beneficiosa para la salud en general. En relación a la hipertensión arterial, la zanahoria puede ayudar a controlar la presión arterial debido a los siguientes beneficios:

Contenido de potasio: La zanahoria es rica en potasio, un mineral que puede ayudar a disminuir la presión arterial al equilibrar los efectos del sodio en el cuerpo.

Contenido de nitratos: La zanahoria contiene nitratos, que se convierten en óxido nítrico en el cuerpo. El óxido nítrico ayuda a relajar los vasos sanguíneos, lo que puede reducir la presión arterial.

Contenido de fibra: La zanahoria es una buena fuente de fibra, que puede ayudar a reducir los niveles de colesterol en la sangre y mejorar la salud del corazón.

Bajo contenido en sodio: Las zanahorias son naturalmente bajas en sodio, lo que las convierte en una buena opción de alimento para las personas que necesitan limitar su

ingesta de sodio para controlar la hipertensión
arterial.

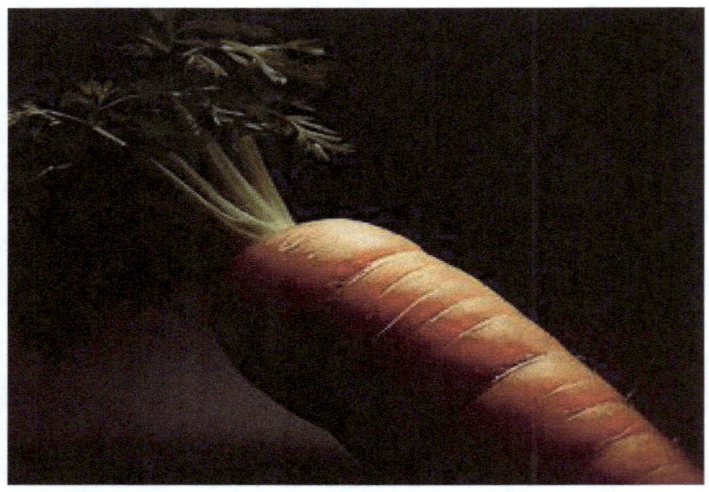

Chayote y sus propiedades.

El chayote es una hortaliza baja en calorías y rica en nutrientes, que puede ser beneficiosa para la salud en general. En relación a la hipertensión arterial, el chayote puede ayudar a controlar la presión arterial debido a los siguientes beneficios:

Contenido de potasio: El chayote es una buena fuente de potasio, un mineral que puede ayudar a disminuir la presión arterial al equilibrar los efectos del sodio en el cuerpo.

Contenido de fibra: El chayote es una buena fuente de fibra, que puede ayudar a reducir los niveles de colesterol en la sangre y mejorar la salud del corazón.

Bajo contenido en sodio: El chayote es naturalmente bajo en sodio, lo que lo convierte en una buena opción de alimento para las personas que necesitan limitar su ingesta de sodio para controlar la hipertensión arterial.

Contenido de antioxidantes: El chayote es una buena fuente de antioxidantes como la vitamina C y los flavonoides, que pueden proteger contra el daño celular y reducir la inflamación en el cuerpo, lo que puede mejorar la salud cardiovascular.

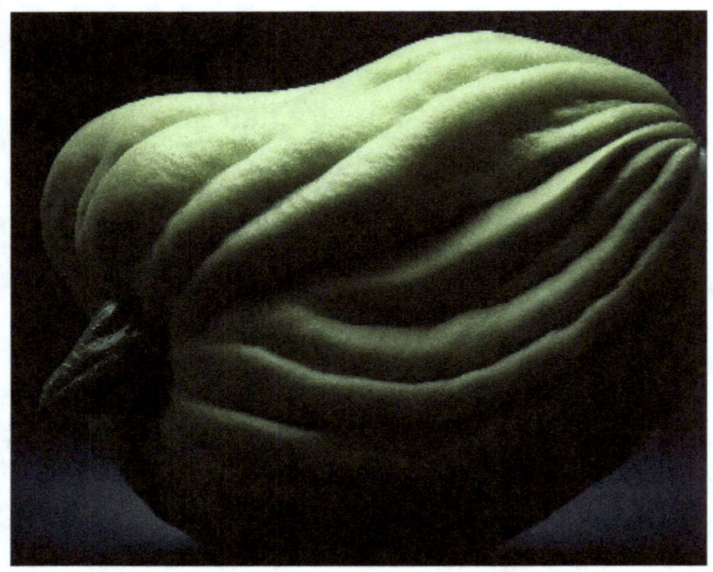

Almendras y sus propiedades

Hay algunos estudios que sugieren que el consumo de almendras puede tener beneficios para la hipertensión arterial, aunque se necesitan más investigaciones para confirmar estos efectos. Se cree que los beneficios se deben a su contenido en nutrientes como el magnesio y el potasio, y a sus propiedades antioxidantes.

Algunos posibles beneficios de las almendras para la hipertensión arterial son:

El magnesio presente en las almendras puede ayudar a reducir la presión arterial.

Las almendras son ricas en potasio, que puede ayudar a reducir la presión arterial y disminuir el riesgo de enfermedades cardiovasculares.

Los antioxidantes presentes en las almendras pueden proteger contra el daño celular y reducir la inflamación, lo que puede ayudar a reducir la presión arterial.

Es importante tener en cuenta que las almendras también son altas en calorías y grasas, por lo que deben consumirse con moderación en el contexto de una dieta equilibrada.

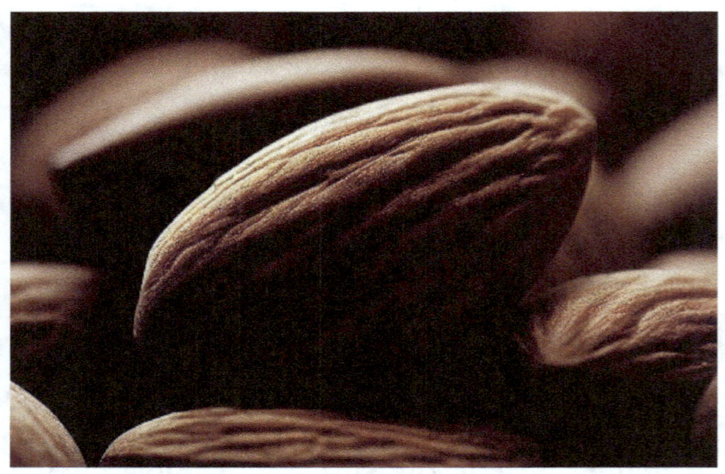

Nueces y sus propiedades

Las nueces son un alimento nutritivo y saludable que puede tener beneficios para la hipertensión arterial. Algunos de estos beneficios son:

Las nueces son ricas en ácidos grasos omega-3, que pueden ayudar a reducir la presión arterial y disminuir el riesgo de enfermedades cardiovasculares.

El contenido en magnesio y potasio de las nueces también puede ayudar a reducir la presión arterial.

Las nueces contienen antioxidantes que pueden proteger contra el daño celular y reducir la inflamación, lo que puede ser beneficioso para la hipertensión arterial.

Es importante tener en cuenta que las nueces también son altas en calorías y grasas, por lo que se deben consumir con moderación en el contexto de una dieta equilibrada.

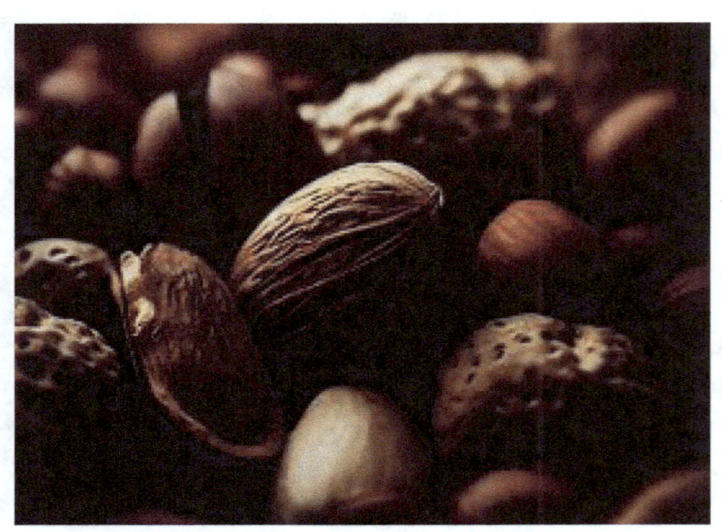

Aguacate y sus propiedades

El aguacate es una fruta rica en nutrientes beneficiosos para la salud, incluyendo grasas monoinsaturadas, fibra, potasio, magnesio y antioxidantes. En cuanto a la hipertensión arterial, se ha demostrado que el consumo de aguacate puede tener varios efectos beneficiosos:

Reducción de la presión arterial: El alto contenido de potasio en el aguacate puede ayudar a reducir la presión arterial. El potasio es un mineral que ayuda a equilibrar los efectos negativos del sodio en el cuerpo, lo que puede disminuir la presión arterial.

Mejora de los niveles de lípidos en sangre: Las grasas monoinsaturadas presentes en el aguacate pueden ayudar a reducir los niveles de colesterol y triglicéridos en la sangre, lo que puede ser beneficioso para la salud cardiovascular.

Efecto antiinflamatorio: Los antioxidantes presentes en el aguacate pueden ayudar a reducir la inflamación en el cuerpo, lo que puede contribuir a la reducción de la presión arterial.

Reducción del estrés oxidativo: Los antioxidantes presentes en el aguacate pueden ayudar a reducir el estrés oxidativo en el cuerpo, lo que puede contribuir a la reducción de la presión arterial.

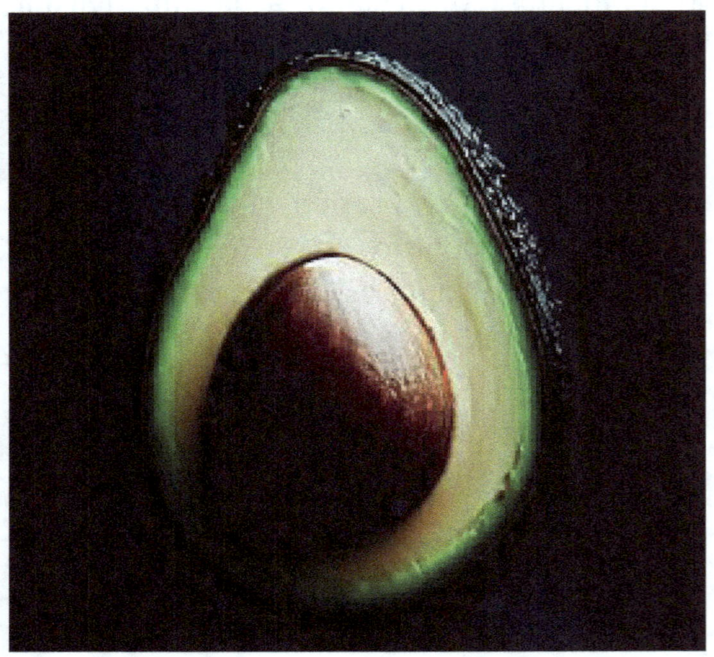

Arroz y sus propiedades

El arroz es un alimento básico en la mayoría de las culturas, rico en carbohidratos y nutrientes esenciales como vitaminas y minerales. Con respecto a la hipertensión arterial, el arroz integral y otros granos enteros han demostrado tener algunos beneficios específicos:

Fibra dietética: El arroz integral es rico en fibra dietética, lo que puede ayudar a reducir los niveles de colesterol y disminuir la presión arterial.

Potasio: El arroz integral es una buena fuente de potasio, que puede ayudar a equilibrar los efectos negativos del sodio en el cuerpo, lo que puede disminuir la presión arterial.

Magnesio: El arroz integral es también una buena fuente de magnesio, que se ha relacionado con una reducción en la presión arterial en algunos estudios.

Bajo en sodio: El arroz integral es naturalmente bajo en sodio, lo que puede ser beneficioso para las personas con hipertensión arterial que necesitan controlar su ingesta de sodio.

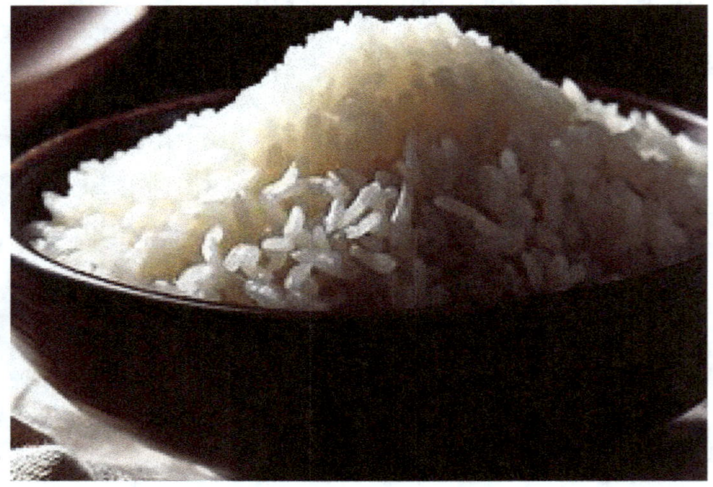

Atún y sus propiedades

El atún es una fuente importante de proteínas de alta calidad, vitaminas y minerales esenciales, y grasas saludables, como los ácidos grasos omega-3. Hay algunos estudios que sugieren que el consumo regular de atún y otros pescados ricos en omega-3 puede tener efectos beneficiosos sobre la hipertensión arterial.

Los ácidos grasos omega-3 pueden ayudar a reducir la inflamación, mejorar la función endotelial y reducir la rigidez arterial, lo que puede contribuir a disminuir la presión arterial. Además, algunos estudios han encontrado que los ácidos grasos omega-3 pueden tener efectos beneficiosos sobre otros factores de riesgo cardiovascular, como los niveles de triglicéridos y colesterol en sangre.

Es importante tener en cuenta que los efectos del consumo de atún y otros pescados ricos en omega-3 en la hipertensión arterial pueden variar dependiendo de la cantidad y la frecuencia del consumo, así como de otros factores individuales de salud. Además, es importante elegir opciones de atún saludables, como el atún fresco o enlatado en agua, y evitar las variedades con alto contenido de sodio.

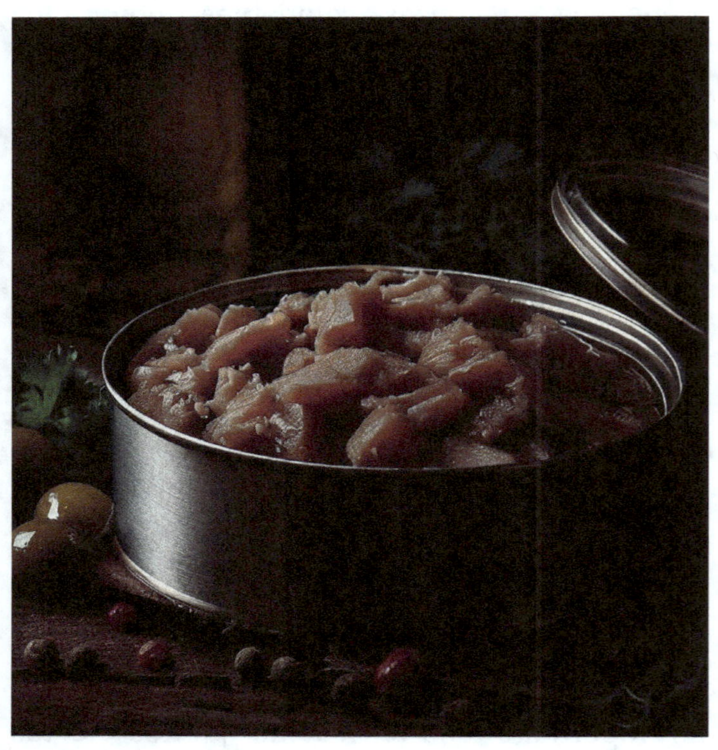

Pepino y sus propiedades

El pepino es una verdura rica en nutrientes, baja en calorías y rica en agua. Si bien no se ha demostrado que el pepino tenga efectos específicos sobre la hipertensión arterial, su consumo puede formar parte de una dieta saludable que ayuda a mantener un peso saludable y mejorar la salud cardiovascular.

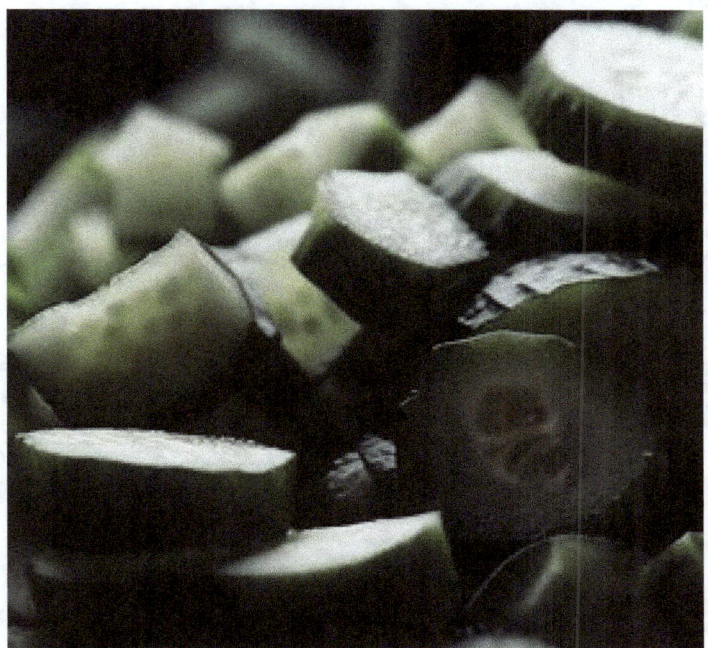

El pepino es rico en potasio, un mineral que puede ayudar a contrarrestar los efectos negativos del sodio en la presión arterial. Además, el pepino es una fuente de antioxidantes y compuestos antiinflamatorios, como los flavonoides y los lignanos, que pueden tener efectos beneficiosos sobre la salud cardiovascular.

Rábano y sus propiedades

El rábano es una verdura crucífera rica en nutrientes que contiene compuestos bioactivos que pueden tener efectos beneficiosos sobre la salud cardiovascular, aunque no se ha demostrado específicamente que tenga efectos

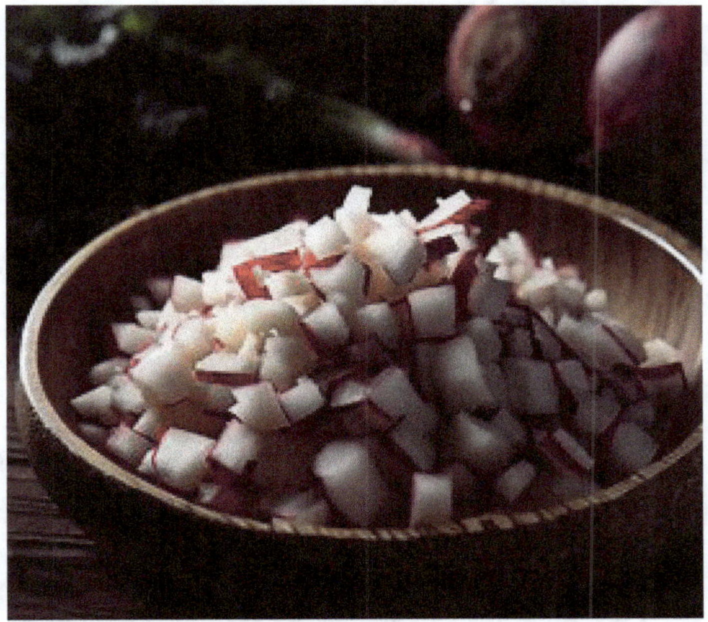

sobre la hipertensión arterial.

El rábano es rico en compuestos antioxidantes, como los flavonoides y los compuestos de azufre, que pueden ayudar a reducir la inflamación y mejorar la función endotelial, lo que puede contribuir a mejorar la salud cardiovascular. Además, el rábano es una fuente importante de potasio, un mineral que puede ayudar a contrarrestar los efectos negativos del sodio en la presión arterial.

Jitomate y sus propiedades

El jitomate, también conocido como tomate, es una fruta rica en nutrientes que puede tener efectos beneficiosos sobre la salud cardiovascular, incluyendo la hipertensión arterial.

El jitomate es rico en licopeno, un antioxidante que puede ayudar a reducir la inflamación y mejorar la función endotelial, lo que puede contribuir a mejorar la salud cardiovascular. Además, el jitomate es una buena fuente de potasio, un mineral que puede ayudar a contrarrestar los efectos negativos del sodio en la presión arterial.

Varios estudios han demostrado que el consumo regular de jitomate puede tener efectos beneficiosos sobre la presión arterial en personas con hipertensión. Un estudio en particular encontró que el consumo diario de 250 gramos de jitomate durante ocho semanas resultó en una disminución significativa en la presión arterial sistólica y diastólica en pacientes hipertensos.

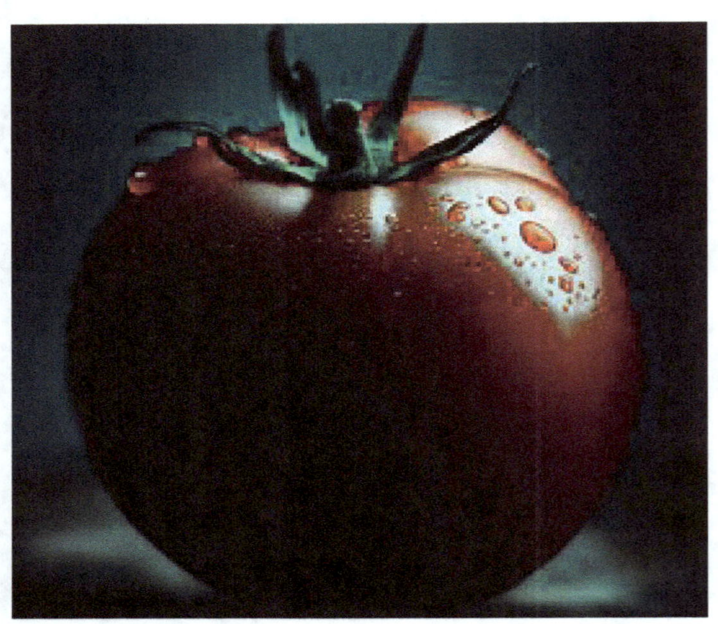

Champiñones y sus propiedades

Los champiñones pueden ser beneficiosos para la hipertensión arterial debido a que son ricos en varios nutrientes que se ha demostrado que ayudan a disminuir la presión arterial.

En particular, los champiñones son una buena fuente de potasio, un mineral que ayuda a reducir la presión arterial al contrarrestar los efectos negativos del sodio en el cuerpo. También son ricos en fibra, lo que puede reducir el riesgo de hipertensión arterial al mejorar la salud del corazón y reducir los niveles de colesterol.

Además, los champiñones contienen péptidos bioactivos, compuestos que se ha demostrado que tienen efectos hipotensivos en estudios en animales. Los estudios también han demostrado que los champiñones tienen propiedades antiinflamatorias y antioxidantes, lo que puede ayudar a proteger contra las enfermedades cardiovasculares.

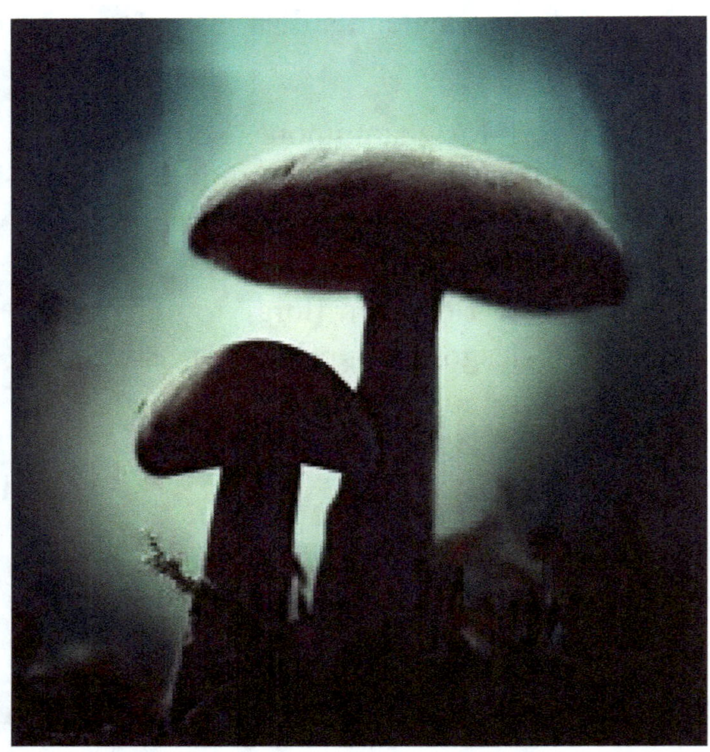

Cebolla y sus propiedades

Se ha demostrado que la cebolla puede tener varios beneficios para la hipertensión arterial. Algunos de estos beneficios son:

Reducción de la presión arterial: La cebolla contiene quercetina, un flavonoide que se ha demostrado que tiene propiedades hipotensivas. Se cree que la quercetina relaja los vasos sanguíneos y reduce la presión arterial.

Mejora de la función endotelial: La cebolla también contiene compuestos que pueden mejorar la función endotelial, es decir, la capacidad de los vasos sanguíneos para dilatarse y contraerse. Esto puede ayudar a reducir la presión arterial.

Reducción de la inflamación: La cebolla tiene propiedades antiinflamatorias, lo que puede ser beneficioso para las personas con hipertensión arterial. La inflamación crónica puede dañar los vasos sanguíneos y aumentar la presión arterial.

Bajo contenido de sodio: La cebolla tiene un bajo contenido de sodio, lo que puede ayudar a reducir la ingesta total de sodio en la dieta.

Una dieta baja en sodio puede ser beneficioso para la hipertensión arterial.

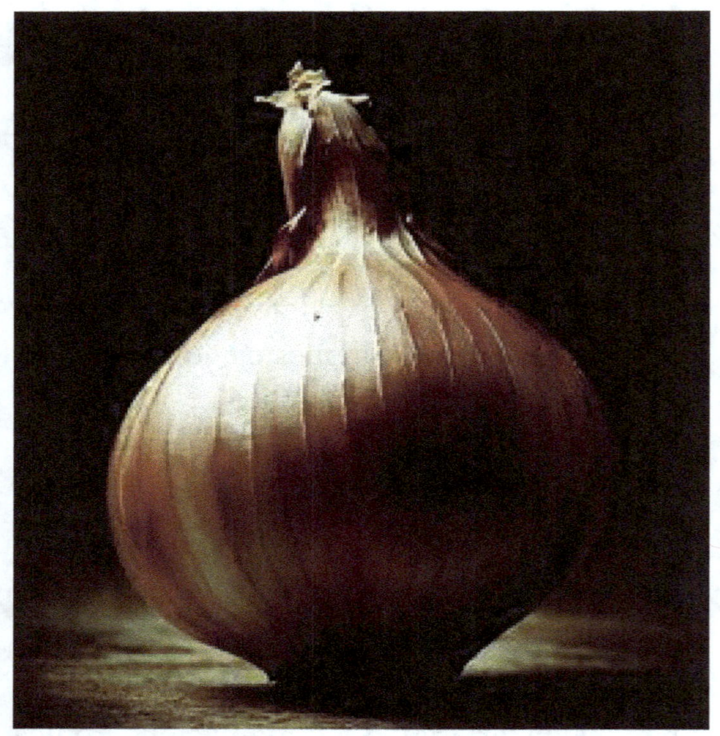

Ajo y sus propiedades

Se ha demostrado que el ajo puede tener varios beneficios para la hipertensión arterial. Algunos de estos beneficios son:

Reducción de la presión arterial: El ajo contiene compuestos sulfúricos, como la alicina, que se ha demostrado que tienen propiedades hipotensivas. Estos compuestos pueden relajar los vasos sanguíneos y reducir la presión arterial.

Mejora de la circulación sanguínea: El ajo también puede mejorar la circulación sanguínea al reducir la viscosidad de la sangre y promover la dilatación de los vasos sanguíneos.

Reducción de la inflamación: El ajo tiene propiedades antiinflamatorias, lo que puede ser beneficioso para las personas con hipertensión arterial. La inflamación crónica puede dañar los vasos sanguíneos y aumentar la presión arterial.

Bajo contenido de sodio: El ajo tiene un bajo contenido de sodio, lo que puede ayudar a reducir la ingesta total de sodio en la dieta. Una dieta baja en sodio puede ser beneficioso para la hipertensión arterial.

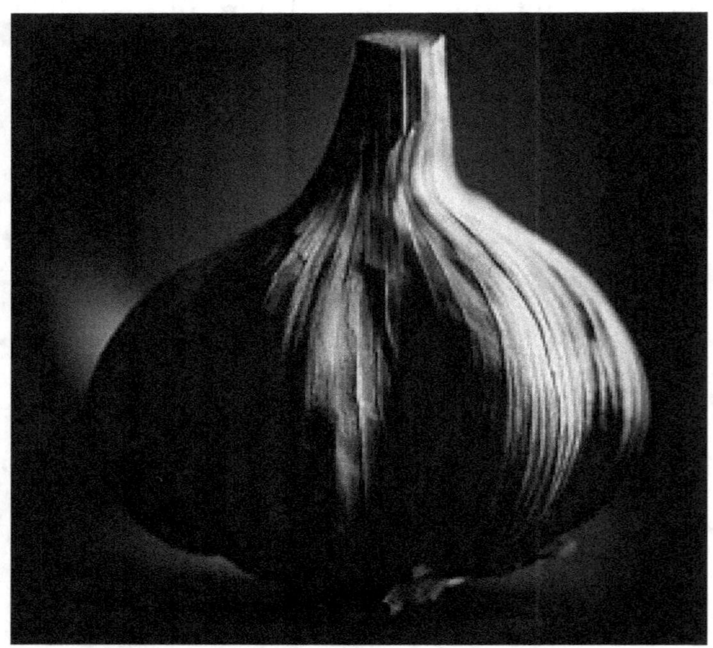

Alimentos que puedes comer

Las personas con hipertensión arterial deben seguir una dieta saludable y equilibrada, rica en alimentos que puedan ayudar a controlar la presión arterial. Algunos de los alimentos recomendados para las personas con hipertensión arterial son:

Frutas y verduras: Las frutas y verduras son ricas en nutrientes, fibra y antioxidantes, y pueden ayudar a reducir la presión arterial. Se recomienda consumir al menos cinco porciones de frutas y verduras al día.

Granos enteros: Los granos enteros son una buena fuente de fibra, vitaminas y minerales, y pueden ayudar a reducir la presión arterial. Se recomienda elegir pan integral, arroz integral, avena y otros granos enteros en lugar de opciones refinadas.

Proteína magra: Las proteínas magras, como el pescado, el pollo, las legumbres y los frutos secos, son una buena opción para las personas con hipertensión arterial. Estas proteínas son bajas en grasas saturadas y pueden ayudar a reducir la presión arterial.

Productos lácteos bajos en grasa: Los productos lácteos bajos en grasa, como la leche desnatada y el yogur bajo en grasa, pueden ser beneficiosos para las personas con hipertensión arterial. Estos productos son ricos en calcio y otros nutrientes que pueden ayudar a reducir la presión arterial.

Alimentos bajos en sodio: Las personas con hipertensión arterial deben reducir su ingesta de sodio para ayudar a controlar la presión arterial. Se recomienda evitar alimentos procesados y enlatados, y elegir alimentos frescos y naturales en su lugar.

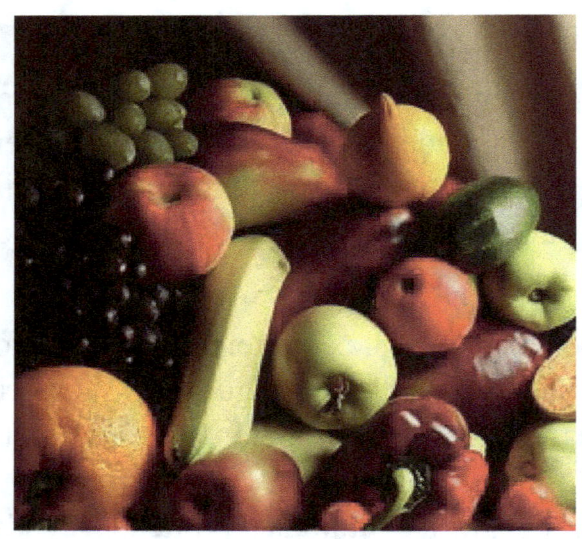

Alimentos que debes evitar

Las personas con hipertensión arterial deben evitar o reducir la ingesta de alimentos que puedan aumentar la presión arterial. Algunos de los alimentos que deben evitar o reducir son:

Alimentos procesados: Los alimentos procesados, como los embutidos, las comidas rápidas, los alimentos enlatados y los alimentos congelados, suelen tener un alto contenido de sodio y pueden aumentar la presión arterial.

Sal: El sodio es un mineral que puede aumentar la presión arterial. Las personas con hipertensión arterial deben evitar agregar sal a sus comidas y reducir el consumo de alimentos salados.

Grasas saturadas: Las grasas saturadas, que se encuentran en la carne roja, la mantequilla, el queso y otros productos lácteos enteros, pueden aumentar la presión arterial y el colesterol.

Azúcar y dulces: Los alimentos con alto contenido de azúcar, como los refrescos y los dulces, pueden contribuir al aumento de peso y la obesidad, lo que puede aumentar el riesgo de hipertensión arterial.

Alcohol: El consumo excesivo de alcohol puede aumentar la presión arterial y aumentar el riesgo de enfermedades cardiovasculares.

Recomendaciones adicionales para el paciente hipertenso

A continuación, se detallan algunos de los cuidados prioritarios para el paciente hipertenso:

Control regular de la presión arterial: es importante que el paciente hipertenso controle regularmente su presión arterial para asegurarse de que se mantenga en niveles saludables. Esto puede hacerse en casa con un tensiómetro o en la consulta del médico.

Seguir un plan de tratamiento: es fundamental que el paciente siga las instrucciones de su médico para el tratamiento de la hipertensión, que puede incluir cambios en la dieta, ejercicio físico, medicamentos o una combinación de estos.

Adoptar un estilo de vida saludable: el paciente hipertenso debe seguir un estilo de vida saludable que incluya una dieta equilibrada, ejercicio regular y evitar el tabaco y el alcohol.

Controlar otras enfermedades: si el paciente hipertenso tiene otras enfermedades como diabetes, colesterol alto o enfermedad renal, es importante controlarlas para evitar que empeoren y afecten aún más la salud.

Monitoreo regular de la función renal: la hipertensión puede dañar los riñones, por lo que es importante que el paciente hipertenso se someta a pruebas regulares de función renal.

Reducción del estrés: el estrés puede aumentar la presión arterial, por lo que es importante que el paciente hipertenso aprenda técnicas de relajación y manejo del estrés.

Es importante que el paciente hipertenso siga las recomendaciones de su médico y se someta a los controles necesarios para prevenir complicaciones graves y mejorar su calidad de vida.

Bibliografía.

Adhikari-Devkota, A.; Devkota, S.; Basnet, S. (2017). Nutritional and medicinal values of chayote (Sechium edule Swartz): A review. Food Science & Nutrition.

American Heart Association. (25 de marzo de 2021). Whole Grains, Refined Grains, and Dietary Fiber. Recuperado el 1 de abril de 2023, de https://www.heart.org/en/healthy-living/healthy-eating/eat-smart/nutrition-basics/whole-grains-refined-grains-and-dietary-fiber

American Heart Association. (2022). High Blood Pressure. Recuperado el 1 de abril de 2023, de https://www.heart.org/en/health-topics/high-blood-pressure

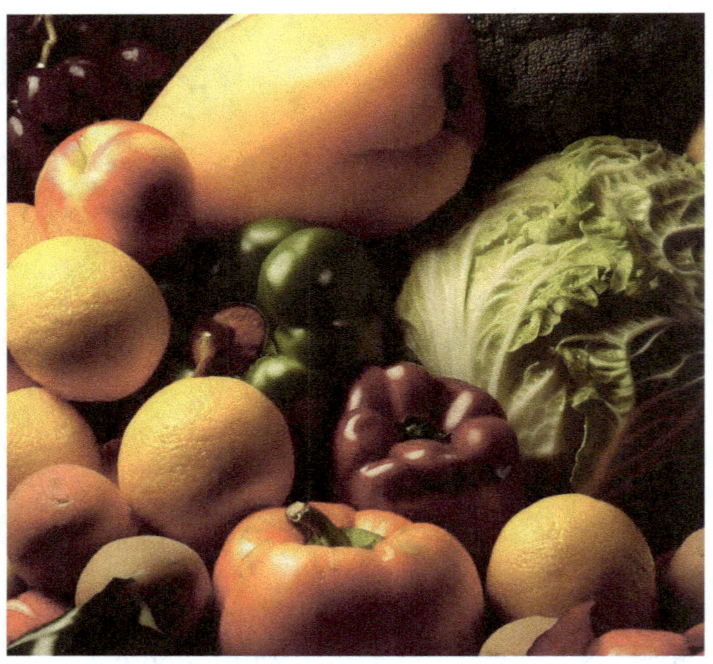

Appel, L.; Champagne, C.; et al. (1997). Effects of comprehensive lifestyle modification on blood pressure control: main results of the PREMIER clinical trial. Journal of Hypertension.

Arab, L.; Ang, A. (2015). A cross sectional study of the association between walnut consumption and cognitive function among adult us populations represented in NHANES. Journal of Nutrition, Health and Aging.

Bailey, R. L.; Gahche, J.; et al. (2019). Why US adults use dietary supplements. . JAMA Internal Medicine.

Berryman, C.; West, S.; et al. (2015). Effects of daily almond consumption on cardiometabolic risk and abdominal adiposity in healthy adults with elevated LDL-cholesterol: A randomized controlled trial. Journal of the American Heart Association.

Biblioteca Nacional de Medicina de EE. UU. (31 de marzo de 2022). High Blood Pressure. Recuperado el 1 de abril de 2023, de https://medlineplus.gov/highbloodpressure.html

Borges Ferreira, J.; Neves, M.; et al. (2018). Carrot (Daucus carota L.): a review of its nutritional and pharmacological properties. Journal of Medicinal Food.

Bui, L.; Nguyen, T.; et al. (2020). Nutritional and functional properties of chayote (Sechium edule): An overview. Food Science & Nutrition.

Burton-Freeman, B. (2017). Dietary fiber and blood pressure: a review of the evidence. Current hypertension reports.

Chandra, L., & Rizvi, S. (2017). Hypotensive peptides from edible mushrooms. Critical Reviews in Food Science and Nutrition.

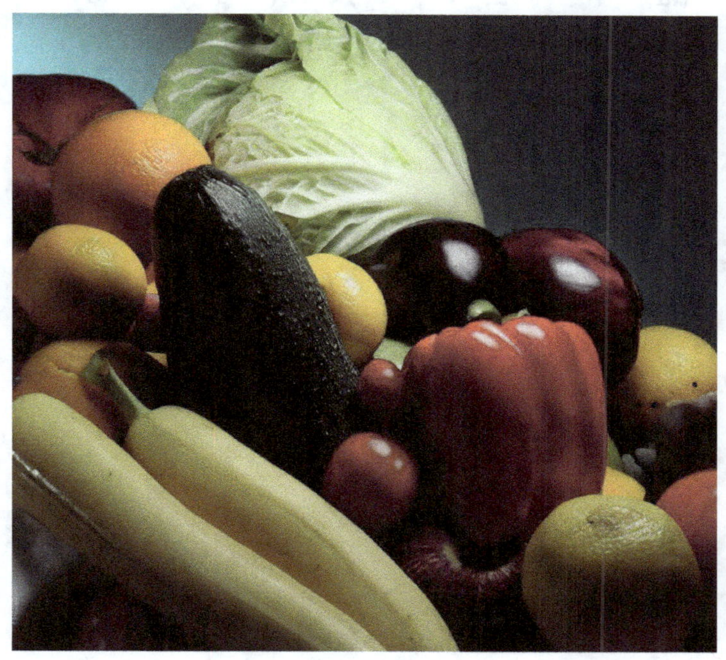

Dreher, M.; & Davenport, A. (2013). ass avocado composition and potential health effects. Critical Reviews in Food Science and Nutrition.

Harvard Medical School. (1 de abril de 2021). Healthy Eating Plate. The Nutrition Source. Recuperado el 1 de abril de 2023, de https://www.hsph.harvard.edu/nutritionsource/healthy-eating-plate/

Hua, W.; Ma, C.; et al. (2017). Chayote (Sechium edule): A review of nutritional composition, bioactivities, and potential applications. Food & Function.

Hyun, T.; Lee, S.; et al. (2016). Evaluation of nutraceuticals and functional foods for the control of hypertension based on the relevant biomarkers. Food Science & Nutrition.

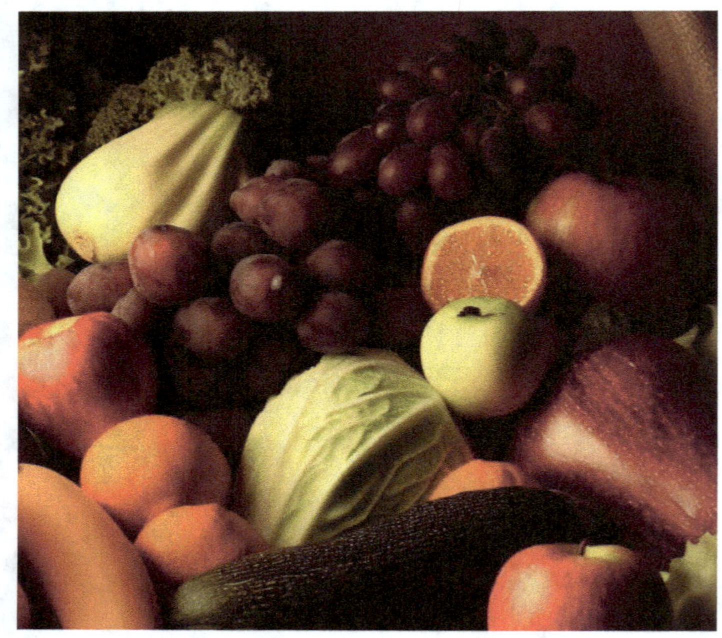

Instituto Nacional del Corazón, los Pulmones y la Sangre de EE. UU. (2020). Presión arterial alta. Recuperado el 1 de abril de 2023, de https://www.nhlbi.nih.gov/health-topics/espanol/presion-arterial-alta

Kim, J.; Jo, K.; et al. (2017). Dietary mushroom intake and the risk of cardiovascular disease: A systematic review and meta-analysis of prospective cohort studies. Journal of Nutrition and Health.

Kim, J.; Lee, J. (2020). Quercetin alleviates hypertension-associated endothelial dysfunction through regulating the NO-dependent pathway. Phytotherapy Research.

Krasnoff, J.; Basaria, S.; Pencina, M.; et al. (s.f.). Free testosterone levels are associated with mobility limitation and physical performance in community-dwelling men: the Framingham Offspring Study. The Journal of Clinical Endocrinology & Metabolism.

Mayo Clinic. (2022). High blood pressure (hypertension). Recuperado el 1 de abril de 2023, de https://www.mayoclinic.org/diseases-conditions/high-blood-pressure/symptoms-causes/syc-20373410

Mirmiran, P.; Bahadoran, Z. (2014). Functional foods-based diet as a novel dietary approach for management of hypertension: A randomized, controlled clinical trial. Journal of hypertension.

Mozaffarian, D.; Hao, T.; et al. (2011). Changes in diet and lifestyle and long-term weight gain in women and men. Nutrients.

National Institutes of Health. (2021). Potassium. Recuperado el 1 de abril de 2023, de https://ods.od.nih.gov/factsheets/Potassium-HealthProfessional/

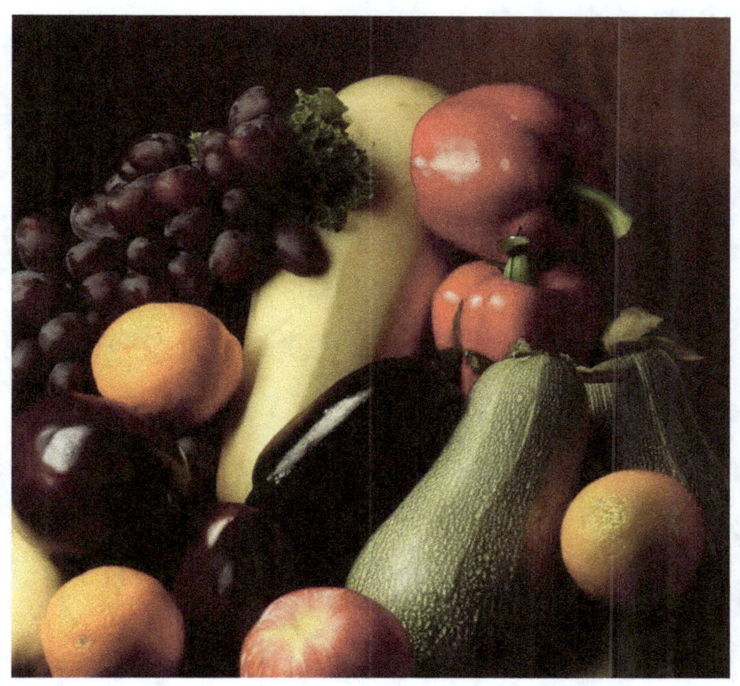

Organización Mundial de la Salud. (2019). Hipertensión. Recuperado el 1 de abril de 2023, de https://www.who.int/es/news-room/fact-sheets/detail/hypertension

Ortiz-Andrade, R.; Sánchez-Salgado, J.; et al. (2012). Antihypertensive effects of chayote (Sechium edule (Jacq.) Swartz): Evidence from a potentiometric assay. Pharmaceutical Biology.

Ried, K. (2013). Garlic lowers blood pressure in hypertensive subjects, improves arterial stiffness and gut microbiota: A review and meta-analysis. Experimental and therapeutic medicine.

Smith, J. (2021). Nutraceuticals: A Comprehensive Guide. Wiley-Blackwell.

Soltani, R.; Hakimi, M.; Asgary, S. (2016). Ghasemian, Z. & Salehi, S. The effects of carrot on the metabolic syndrome markers in laboratory animals and human beings: a systematic review. ARYA Atherosclerosis.

Tapsell, L.; Hemphill, I.; et al. (2006). Health benefits of herbs and spices: the past, the present, the future. Medical Journal of Australia.

United States Department of Agriculture (USDA). (2021). Nuts, almonds. Recuperado el 1 de abril de 2023, de FoodData Central: https://fdc.nal.usda.gov/fdc-app.html#/food-details/170191/nutrients

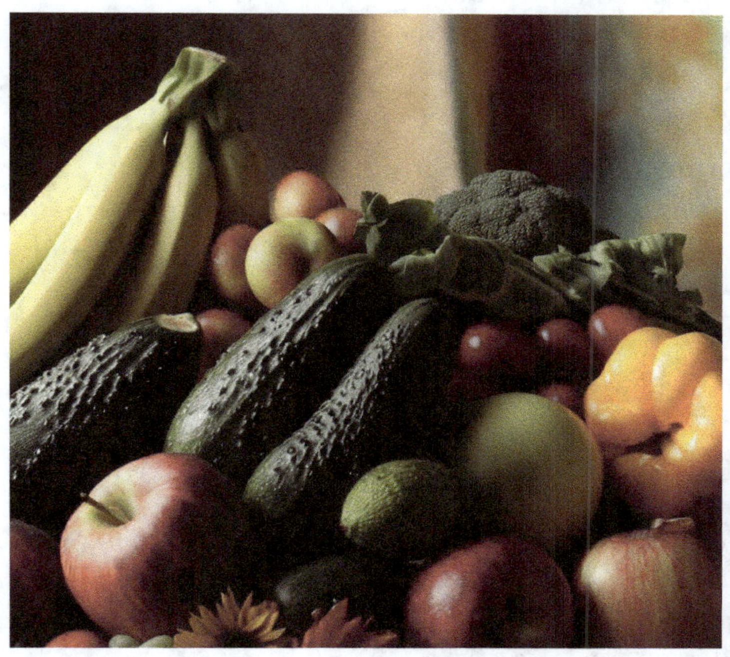

United States Department of Agriculture (USDA). (2021). Chayote, fruit, raw. FoodData Central. Recuperado el 1 de abril de

2023, de https://fdc.nal.usda.gov/fdc-app.html#/food-details/167733/nutrients

Yao, L.; Jiang, Y.; et al. (2010). Flavonoids in food and their health benefits. Plant Foods for Human Nutrition.

Zhang, J.; Wang, C.; et al. (2021). Effects of omega-3 polyunsaturated fatty acid supplementation on blood pressure: A meta-analysis of randomized controlled trials. Journal of Clinical Lipidology.

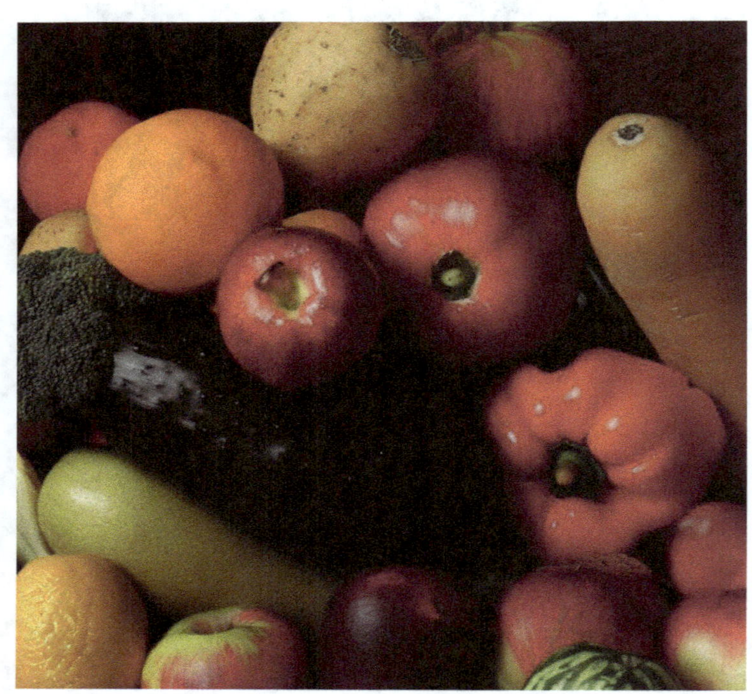